Queratina

Guia prático para tratamento de queratina do cabelo

María Leal

1. Informações Gerais

A queratina é uma proteína fibrosa que é encontrada no cabelo, pele e outras áreas do corpo humano, como por exemplo, as unhas.

Há vários tipos, mas são divididas em duas grandes classes: alfa e beta. Alfa é a produzida pelos mamíferos, incluindo os seres humanos. A beta é encontrada em aves e répteis.

O cabelo é composto por queratina, e há muitas pessoas que decidem dar um suplemento desta proteína para que tenha um aspecto mais brilhante e saudável. Entre os tratamentos de queratina para os cabelos destaca o alisado japonês, o alisado brasileiro e a queratina com chocolate.

Esses tratamentos estão se tornando mais e mais populares e é por isso que hoje em dia, você pode encontrar muitos centros de beleza donde se fazer estes tratamentos. A coisa mais importante na hora de colocar-se nas mãos dos profissionais é uma boa escolha do centro e ter a segurança da utilização de produtos de qualidade.

Se você preferir também pode optar por fazer um tratamento de queratina em casa usando alguns produtos como a queratina Deliplus, Nelly e Salerm, você pode comprar esses produtos em hipermercados ou supermercados.

1.1 Que é a Queratina

A queratina é uma proteína que é encontrada no cabelo, pele e outras áreas como por exemplo, as unhas dos seres humanos ou as patas dos animais. A queratina é formada a partir de aminoácidos e, dependendo das características destes, a queratina é rígida ou flexível. Por exemplo, no caso do cabelo, a queratina é flexível e a queratina que encontramos na região do corno de um animal é dura.

A queratina é delicada, e é por isso que na maioria das vezes que encontramos com a queratina, esta está morta. Por exemplo, se pensamos em uma unha, é preciso que se saiba que a parte externa dela, a que podemos tocar, é formada pela proteína da queratina já morta. Estas células mortas servem para proteger a queratina viva que está por baixo e que empurra de lá quando cresce.

De que é formada a Queratina

Os queratinócitos são células vivas que formam a queratina e estão presentes em todos os lugares em que também está presente a queratina, como poderia ser a pele ou unhas. Os queratinócitos se desprendem a milhares da nossa pele diariamente e do nosso corpo em geral. Quando a queratina está se regenerando e empurrando para cima os mais antigos as células se desprendem e com elas os queratinócitos. Algumas doenças tornam este ritmo do processo inadequado, como por exemplo, a psoríase, o que torna o ciclo mais rápido.

Uma maneira de proteger a queratina do nosso corpo é comer alimentos, como por exemplo, a gelatina, o que ajuda a mantê-la. Em geral, a queratina é apresentada no corpo humano em forma frágil e seca, o que faz que se desprenda. Como o desprendimento é uma parte natural do processo, devemos tentar assegurar que a queratina é o mais espessa possível, de modo que as camadas externas protegem às camadas internas. Quando hidratamos cabelo, unhas ou pele, estamos ajudando a dar força e manter a nossa queratina.

No caso dos cabelos, além poder hidratar com cremes amaciantes, existe também a possibilidade de fazer um tratamento capilar de queratina como poderia ser o alisamento japonês ou a nanoqueratina.

Propriedades da Queratina

Uma das mais interessantes características da queratina é que ela é muito difícil de dissolver. A causa de não ser dissolvida com facilidade é que ela contém um elemento chamado sulfureto de cisteína. Este componente cria pontes sob a forma de aspas que são extremamente fortes. Na formação destas aspas também se envolvem os átomos de enxofre que ajudam a tornar a queratina de difícil dissolução.

Dependendo de quanto dissulfeto e enxofre tenha a queratina, esta será mais ou menos forte, ou seja, vai ser mais ou menos rígida. Por exemplo, no caso dos chifres de animais, os dentes ou nos cascos dos cavalos, a quantidade de bissulfeto de cisteína é alta. No caso do cabelo é baixa, e no caso das unhas, é média. Se alguma vez você teve a má experiência de queimar o cabelo, provavelmente você já descobriu que tem um cheiro muito forte, que é precisamente por causa de este sulfeto.

1.2 Como funciona a queratina

Quando se trata de queratina, a mais dura, melhor. As suas qualidades de proteção melhoram quanto mais forte é, tanto por dentro como por fora. A queratina dá aos cabelos o que está faltando e o que foi perdido ao longo dos anos. Você tem os cabelos sem brilho, secos e danificados? É encaracolado, ondulado, volumoso demais ou difícil de dominar?

A aplicação do tratamento de queratina coloca um fim a tudo isto, uma vez que ele dá uma grande quantidade de vitalidade e renova ele no interior e no exterior. Com a aplicação de queratina no cabelo você vai ter um cabelo brilhante e saudável. A proteína de queratina repara os cabelos desde o interior fortalecendo-o, dando-lhe corpo e vida. Como resultado, o cabelo torna-se mais fácil de dominar e parece que em certas ocasiões, dependendo do cacho, este é alisado. No entanto, com a queratina não é possível obter resultados semelhantes aos obtidos com técnicas como o alisado brasileiro.

Como funciona a queratina?
O funcionamento da queratina é o seguinte:

As pequenas moléculas de queratina penetram no córtex capilar e melhoram a reparação da qualidade do cabelo desde o interior. Obtém maior resistência, elasticidade, e quando há umidade produz um efeito liso, macio e brilhante. Fatores ambientais, como os raios do sol, poluição e a fumaça afetam o seu cabelo na parte exterior, a queratina ajuda-lo a recuperar-se.

O tratamento com queratina fornece-lhe um alisado revolucionário. Trata-se de um método que suaviza, amacia e alisa o cabelo. Não requer qualquer produto químico forte, senão que utiliza uma solução que contém queratina natural para trabalhar as cutículas do cabelo e cuidadosamente tomar o seu lugar dentro de seus cabelos.

Quanto tempo dura o alisado com queratina?
A queratina funciona especialmente bem com os cabelos danificados, de facto, a mais prejudicado o cabelo, mais tempo duram os resultados da queratina. No entanto, em geral, o tratamento costuma durar entre dois e quatro meses.

Devido ao fato de que não se trata de um tratamento definitivo, (a solução baseada na queratina diminui com o tempo), o cabelo vai voltar a sua forma natural. Porém, o cabelo ficará macio, brilhante e de aspecto saudável. Quanto mais vezes você receber o tratamento, mais saudável e manejável se tornará. Requer menos tempo de secagem e os resultados serão excelentes em alguns minutos. Como você não tem que trabalhar com soluções térmicas, os danos para o seu cabelo podem ser prevenidos.

O resultado final: se o seu cabelo está rebelde, sem frizz ou ondulação e você gostaria de passar pouco tempo na sua manutenção, a queratina é o tratamento ideal. O cabelo ficará perfeito!

1.3 Como funciona a queratina

El alisado de queratina o Escova Progressiva, é uma técnica que vem do Brasil. Hoje tem uma grande importância em outros países e as pessoas estão cada vez mais querendo um cabelo moldável sem frizz e fácil de pentear. O alisado de queratina não é um alisado estilo tábua como pode ser o alisado japonês. Trata-se de um método que restaura a cutícula natural do cabelo proporcionando-lhe desta forma uma saúde, brilho e vitalidade natural impressionante.

É difícil dizer com precisão o preço do alisado de queratina porque isso depende principalmente de um grande fator: o comprimento do cabelo. Você pode encontrar um tratamento para alisar os cabelos a partir de 100 euros a 180 aproximadamente. Embora a primeira impressão, pode parecer caro, mas é mais barato do que o alisamento japonês e, além disso, vale a pena. Pode durar até 3 ou 4 meses e você pode fazer todos os tipos de atividades, incluindo aqueles que envolvem a umidade, como nadar na piscina. Se você fizer o cálculo, é como se gastasse cada mês, 20 euros para ir ao cabeleireiro. Agora parece não ser tão caro, e não é?

Por outro lado, o tratamento de alisamento com queratina está se fazendo tão popular que existem muitas empresas que o oferecem, o que torna a luta dos preços uma vantagem para o consumidor. Recomendamos que você se informe bem em todos os centros que você conhece para descobrir qual é o mais barato e deve prestar especial atenção para as ofertas on-line. Os preços do tratamento de queratina podem baixar de 40€ se você comprar através de uma oferta online.

Tratamento de queratina barato

Há também outras maneiras de obter um bom preço para o tratamento de queratina para o cabelo. Se você estiver disposta a gastar algumas horas na frente do espelho, você pode fazer um tratamento de queratina caseiro a muito baixo custo. Apenas precisa comprar os produtos certos (você pode fazê-lo diretamente na internet) e começar a trabalhar. Geralmente este tratamento normalmente dura metade do tempo, mas o preço é reduzido em mais da metade porque o único custo é a compra do produto de queratina.

1.4 Queratinócitos

Há uma dúvida muito popular entre as pessoas que querem fazer um tratamento. Que é o Queratinócito? O Queratinócito é uma célula que se encontra na epiderme (representa 80-90% dela).

A epiderme é composta de 4 camadas, e os queratinócitos formam todas elas, dependendo da morfologia dos queratinócitos.

Estas camadas da epiderme são:

- A camada basal: é constituída por uma única linha de queratinócitos cilíndricos.
- Camada espinhosa: Ela é assim chamada porque quando vista do microscópio se observam as junções celulares em forma de espinhos.
- Camada granulosa: quando observada no microscópio, as células aparecem como grânulos basófilos.
- Camada córnea: As células perderam o seu núcleo e são preenchidas com queratina.

A primeira camada, a camada basal é a parte mais profunda delas. Ela é formada por uma única camada de células. A segunda camada, o estrato espinhoso, é formada por uma multidão de camadas de queratinócitos, bem como citoplasma eosinófilo. Estes dois elementos são unidos entre si através de pontes unicelulares.

A camada granulosa está acima da espinhosa e a camada basal. É composta por várias linhas que contêm grânulos de queratina. A camada no topo de todas elas é o estrato córneo, onde se encontra a queratina mole, uma proteína muito pequena.

Os queratinócitos são as células mais abundantes da epiderme e são as responsáveis por dar-lhe uma funcionalidade.

Há outras células encontradas na epiderme e o cabelo:

- Melanócitos.
- Células de Merkel.
- Células de Langerhans.
- Células indeterminadas.

1.5 Tratamento de Queratina

O que é o tratamento de queratina? Uma das coisas frustrantes no mundo para uma mulher é ter o cabelo ruim cada dia ou mau cuidado. Infelizmente para as mulheres cujo cabelo é muito cacheado ou frisado, estes dias tendem a serem os habituais. Para muitas mulheres que tem os cabelos muito encaracolados ou frisados e também muito longos, o tratamento de queratina no cabelo enrolado dar longos períodos onde o seu cabelo estará reto, liso ou livre de ondulação. Além de isso trazer-lhes maciez. Sem dúvida, o tratamento com queratina, e também o alisado brasileiro ou o alisado japonês são uma boa notícia para as mulheres, porque eles oferecem excelentes resultados.

O primeiro passo para explicar o processo de tratamento de queratina no cabelo é de começar por explicar o que é a queratina. A queratina ou keratina é uma proteína natural que é encontrada nos cabelos, pele, unhas e dentes. No cabelo, se a queratina é danificada, o cabelo vai estar seco e quebradiço. Aqui você vai descobrir que é a queratina.

Procedimento do tratamento de queratina

- O cabelo é lavado cuidadosamente com um bom xampu
- A fórmula para o tratamento de queratina do cabelo é cuidadosamente aplicada sobre o cabelo (a partir do couro cabeludo para as pontas) e penteando-o.
- Secar o cabelo
- O tratamento de queratina se sela ao seu cabelo com uma prancha
- Mantenha o seu cabelo seco (e reto - sem clips, filas de cavalo, etc...) por 48 horas.

Todo o processo (etapas de 1 a 4) para o tratamento de queratina dura cerca de 2 a 3 horas, dependendo do comprimento do cabelo. É fundamental a queratina permanecer no cabelo por 48 horas, com o fim de que seja posicionada corretamente. Além de não lavar os cabelos, é muito importante para manter em linha reta quanto possível (nem mesmo atrás das orelhas), porque ele pode ficar marcado e curvo. O resultado final do tratamento de queratina é que o cabelo é esticado e permanece assim por um longo período de tempo, normalmente de 3 a 5 meses.

É possível escolher entre diferentes níveis de alisamento do cabelo com a queratina. Os tratamentos de queratina podem oferecer diferentes graus de "reto" ou alisamento do cabelo. Nem todas as mulheres querem ter os cabelos completamente lisos, muitas apreciam os seus cachos e só se sentem frustradas pela forma que ele se agarra em função do tempo. A queratina é uma boa ferramenta para tratar este problema.

O mais suave dos graus é a fórmula que foi projetada para eliminar o frizz, mas manter a curvatura. Neste grau se modera a ondulação, mas ainda mantém a ondulação. O mais forte dos graus da fórmula é o mais comumente associado com o tratamento de queratina, e, basicamente, é conhecido, porque transforma o cabelo ondulado em cabelos lisos. Muitos usuários estão optando pelo nível médio em vez de escolher a fórmula de tratamento liso completo.

Efeitos colaterais do tratamento de Queratina. Riscos e segurança
Desde o início de 2011 foram fornecidas informações na mídia sobre o uso de formol nos produtos de queratina a fim de alcançar os resultados desejados. Dado que em certos níveis, o formol é considerado perigoso, é importante avaliar o nível de formaldeído utilizado no produto antes de se submeter a um tratamento de queratina. Os níveis de formaldeído utilizado podem variar consideravelmente de um produto de tratamento de queratina para outro produto. De acordo com a OSHA se o produto de tratamento de queratina contém mais de 0,1 % de formaldeído, o fabricante do produto tem de colocá-lo em seu produto. A realização de testes em algumas marcas indicou que tem produtos que contem mais de 10% de conservante.

Em Setembro de 2011, um aviso foi emitido pelo FDA em relação à empresa de cuidados dos cabelos Brazilian Blowout. Os níveis de formaldeído que estavam sendo utilizadas em seus tratamentos variou de 8,7 a 10,4 %, um nível que o FDA considera perigoso. Como resultado, embora a empresa alegasse não tomar em conta estes níveis perigosos, foi iniciada a comercialização de uma fórmula que contém 0% de formaldeído e se tornou possível a partir de um derivado da planta. Muitos dos mais recentes produtos de queratina (de outras empresas) dizem que não contêm formaldeído nenhum.

Um fator que pode ajudar a reduzir o impacto da exposição a esses gases é se certificar de que você vá para um salão bem ventilado quando fizer o seu tratamento de queratina. Você também pode considerar a possibilidade de usar algum tipo de máscara cirúrgica se quiser se proteger ainda mais. Se você experimentar qualquer irritação da pele ou problemas respiratórios durante ou após o tratamento, deve consultar o seu médico.

Uma vez que o uso de altos níveis de formaldeído é uma preocupação, nos salões da fama está tomando muito cuidado para garantir que os tratamentos de queratina são tão seguros quanto possível para os clientes, especialmente tendo em conta que estes tratamentos geralmente custam um preço a partir de 100 a 180 euros, dependendo do comprimento do cabelo.

Manutenção do tratamento de queratina
A manutenção do seu cabelo após um tratamento de queratina brasileira começa por dar ao cabelo um descanso. Isso significa esperar dois dias após o tratamento antes de lavar seu cabelo. O primeiro passo é a coisa mais importante a ter em conta. Esta espera é para dar tempo ao cabelo e ajuda a obter um processo efetivo de trabalho da queratina durante este período.

Uma vez que você começar a lavar os cabelos após o tratamento, deve usar um xampu livre de sulfato de sódio para ajudar a impedir a separação do tratamento da queratina que tem sido realizado no cabelo.

Embora que a ideia de não lavar o cabelo por 2 ou 3 dias, pode parecer um pouco frustrante, a maioria das mulheres com cabelo muito encaracolado ou crespo julga que é um pequeno preço a pagar. Especialmente porque o cuidado diário dos cabelos para os crespos pode requerer uma grande quantidade de tempo. Este tempo é significativamente reduzido, depois de submetido ao tratamento de queratina. O que poderia durar duas horas entre a secagem e modelagem os cabelos, agora é possível em alguns minutos.

Coloração no tratamento de queratina
As pessoas tem dúvidas sobre o impacto da coloração no cabelo no momento do tratamento de queratina. Muitos estilistas recomendam que se o cliente quiser pintar o cabelo, o melhor é fazê-lo antes de se submeter-se a um tratamento de queratina. A queratina ajuda a selar a cor para que os resultados da coloração sejam prolongados por muito mais tempo do que o que normalmente duraria. Não deve tingir seu cabelo até duas semanas depois do tratamento de queratina, pelo que é aconselhável ter isso em consideração antes de agendar um tratamento.

1.6 Tratamento de Queratina Caseiro
A versão caseira dos tratamentos de queratina brasileira são frequentes. Para fazer eles, a opção de usar queratina líquida é a mais popular. Trata-se de atender à demanda de cabelos lisos semipermanente, sem o alto preço ou as muitas horas de cabelereiro. A queratina líquida ou a queratina hidrolisada, utilizam o calor para ajudar à proteína do cabelo a juntar as extremidades do cabelo.

Comparação
O tratamento, que é realizado em casa consegue alisar o seu cabelo durante cerca de 30 ou 45 dias menos do que o tratamento em salões. Ou seja, o tratamento profissional de queratina dura, no mínimo, o dobro do tempo. A queratina líquida custa muito pouco em comparação com o custo de um tratamento de queratina de um profissional cabeleireiro. Por o preço de fazer o tratamento em um salão profissional você pode fazer pelo menos 3 em casa. No entanto, é preciso deixar claro que o fato de que o preço é maior é porque, além de que os resultados são mais duráveis, você tem a segurança que o profissional estilista irá fazer tudo corretamente. O

tratamento de queratina leva muitas horas para ser feito, é normal que o preço seja elevado quando comparado com outros tratamentos de salão.

Como fazer o tratamento de queratina em casa

O alisamento brasileiro tornou-se uma maneira popular para deixar o cabelo frisado e muito encaracolado, em um elegante e sedutor cabelo com uma manutenção mínima. Eliminando o frisado e reduzindo a qualidade da ondulação. O processo sela a cutícula do cabelo e a queratina com o calor, de maneira que repara o cabelo. O alisado brasileiro causa menos danos do que outros tratamentos alternativos, como, por exemplo, o alisado japonês, que é um procedimento que utiliza produtos químicos. Ao contrário do que acontece com outros tipos de alisamento, pode ser realizado na maioria dos tipos de cabelos, até mesmo os cabelos tingidos. Gastar uma grande quantidade de dinheiro em um salão de beleza para desfrutar os benefícios deste tratamento pode ser uma coisa do passado, se você aprender a fazer o tratamento em casa. Você está interessada em obter quase os mesmos resultados a um terço do preço real? Vamos explicar a você como fazer isso:

O processo começa por lavar o cabelo com um xampu especial que remove os resíduos e óleos. Separa-se o cabelo e aplica a queratina líquida em todo o cabelo. Em seguida, deixe-o descansar por 30 minutos. Após isso, você deve secar o seu cabelo, eliminar a umidade e pranchar ele. Você vai precisar o produto de queratina, xampu normal, secador de cabelo e uma prancha cerâmica.

Passos para fazer o tratamento de queratina brasileiro em casa

- Compre um produto para o tratamento de queratina brasileira sem formol e que sirva para alisar os cabelos. É improvável que você encontre este produto em um cabelereiro local Em seu lugar, você pode tentar achar em sites on-line especializados. Algumas das marcas mais populares são Brazilian Blowout y Teixeira Marcia.
- Primeiro lave o cabelo com um xampu para remover qualquer resíduo do meio ambiente ou produtos cosméticos que você aplicou no cabelo.
- Teste o produto em uma mecha de cabelo discreta, seguindo as instruções fornecidas pela embalagem do produto. Se você

encontrar qualquer efeito adverso quando experimentar o produto, pare de usar imediatamente e lave seu cabelo.

- Divida o seu cabelo em mechas ou seções horizontais. Quanto mais cabelo você tem, mais mechas você precisa. Não tente ir rápido no processo pegando mechas muito grandes. Você pode usar um clipe ou grampo para segurar cada parte do cabelo, deixando solta a parte que você vá a trabalhar.
- Aplique o tratamento de queratina brasileira ao seu cabelo a partir da mecha mais próxima ao seu pescoço começando nas raízes, e em direção as pontas. Usa um pente com dentes finos para distribuir uniformemente o produto da raiz às pontas.
- Deixe o tratamento agir por cerca de 15 a 20 minutos antes de secar a uma temperatura elevada para selar a queratina. Escovar quando esta secando para se certificar de que se seca reto.
- Divida o cabelo novamente, como no início do tratamento.
- Use uma prancha de cabelo de cerâmica em seu ajuste mais quente e passar por as finas mechas de cabelo. Começa mais uma vez a parte mais próxima a seu pescoço.
- Não lavar os cabelos até depois de pelo menos 48 horas após o alisamento. Quanto mais tempo você deixar o tratamento, mais eficaz será.

Benefícios da queratina

O papel da queratina na realidade não é para alisar os cabelos. O seu principal objetivo é embeber o cabelo de proteínas naturais já existentes no cabelo para que o ajude a ser reparado. Esta reparação intensiva é refletida em uma suavidade e brilho espetacular. Ao alcançar um melhor estado do cabelo, ele se torna mais fácil de manejável e, no caso dos cabelos cacheados, estes se tornam soltos e dão essa sensação de alisamento. Em contraste com os resultados do alisamento japonês, este tratamento não é permanente e os resultados não são tão rigorosos.

Teorias e especulações sobre a queratina

Os especialistas em saúde acreditam que essas terapias têm como objetivo alisar o cabelo através da queratina em vez de com produtos químicos nocivos, mas é pouco provável que eles vão fazê-lo porque, como temos explicado, a queratina não alisa o cabelo. O formaldeído (formol) ou seus derivados são aqueles que fazem o cabelo mudar de forma.

Considerações do tratamento caseiro
Em geral, ao fazer o tratamento de queratina em casa não é necessário o uso de luvas, máscara ou ventilação. No entanto, é recomendável que você leia as instruções escritas na embalagem do produto, por se houver qualquer alerta que atender.

1.7 Danos do Tratamento de Queratina
O uso de formol nos tratamentos de queratina tem feito saltar o alarme dos clientes, estilistas e especialistas em saúde. Em uma concentração mais baixa (abaixo do recomendado 0,2 por cento) é totalmente seguro. As concentrações que são 10 ou 20 vezes maior são nocivas e muitas vezes frequentes. As consequências de estar exposto a tais quantidades elevadas causaram em alguns clientes desconforto e danos ao couro cabeludo e o cabelo devido aos tratamentos de queratina com formol.

Conselhos durante o procedimento
Os salões de beleza devem realizar os tratamentos de queratina em áreas bem ventiladas ou ao ar livre. As máscaras também são recomendadas, mas nem sempre é respeitado. O formol e seus derivados (que são a maioria dos tratamentos eficazes de queratina) liberam vapores fortes.

Teorias e especulações sobre o tratamento de queratina
Especialistas em saúde afirmam que, apesar de que os tratamentos dizem ser baseados na queratina, também incluem formaldeído, que é o que endireita o cabelo. A queratina não tem a capacidade de quebrar as ligações de enxofre no cabelo, que é o que é necessário para mudar a forma dos cabelos por meses.

Advertências sobre os olhos
O formol e seus derivados emitem gases nocivos que podem queimar e, como resultado, você vai notar um ardor ou coceira nos olhos em curtíssimo prazo. São muitas as mulheres que se têm queixado sobre estes sintomas

durante o processo, mas não há danos de longo prazo ou permanentes, que tenham sido descobertos.

As alergias e o formaldeído

A aplicação de queratina com formol pode agravar as alergias. Um estudo de pessoas com alergias tem mostrado que podem ser mais sensíveis aos efeitos do formaldeído inalado em altas concentrações. Ele pode até mesmo provocar ataques de asma.

Pele e cabelos

A pele absorve o formaldeído com bastante rapidez. Pode aparecer irritação da pele do couro cabeludo, apesar do fato de que os estilistas são responsáveis por manter os produtos químicos longe dela. Alguns clientes asseguram que já aconteceu com eles o desprendimento das raízes e a quebra dos cabelos, algo que é provável com qualquer tratamento químico. Apesar de todas estas pequenas advertências, o tratamento de queratina muitas vezes é dito ser uma alternativa segura.

Risco de câncer devido à aplicação de queratina com formol (formaldeído):

Um estudo laboratorial, realizado em 1980 em ratos, mostrou que a exposição ao formol provoca câncer nasal em ratos, de acordo com o Instituto Nacional do Câncer. Outros estudos têm demonstrado um aumento no risco de câncer respiratório em pessoas que estão muito expostos à toxina. Os clientes que recebem os tratamentos de queratina com a cada poucas semanas e os estilistas que usa-lo diariamente no salão podem apresentar um maior risco de contrair doenças.

1.8 O que fazer após o Tratamento com Queratina

Depois de um tratamento com queratina é muito importante ter em conta algumas dicas para ajudá-lo a manter os resultados. Por isso, recomendamos que você siga os seguintes passos. Desta forma, manter o seu cabelo liso, macio, manejável e cuidado por muito mais tempo.

Aqui está o que fazer durante os primeiros 2 dias após o tratamento de queratina. É muito importante que siga estes passos e não pule nenhum deles.

- Você deve usar o cabelo solto o tempo todo. Não recolher com tranças, coque ou qualquer outro tipo. Pense que está tentando garantir que o cabelo fique liso, se você aplicar pressão, ficará a marca da borracha que mantém o cabelo.
- Pode usar um secador de cabelo ou prancha se precisar. Se você vê que devido à humidade ou qualquer outro fator o seu cabelo está em uma forma que não deveria, não tenha medo de voltar a usar a prancha para ajudá-lo a manter a forma adequada.
- Não deixe o seu cabelo se molhar. Se ele for molhado, a umidade faz com que retorne a encrespar-se, já que não haverá tempo para a queratina fazer seu efeito.
- Se precisar, use um lenço de seda para manter seus cabelos longe do seu rosto. Este material é macio e não deixará marcas em seu cabelo.
- Quando chega a hora de lavar o cabelo (depois de pelo menos 2 ou 3 dias), use um xampu sem cloreto de sódio como ele pode diminuir os efeitos da queratina.

O que não deve fazer durante os primeiros 2 dias após o tratamento de queratina.

- É estritamente proibido que você lave seu cabelo por pelo menos 2 dias, apesar de ser melhor se são 3.
- Não amarrar seu cabelo sob nenhum conceito.
- Não use grampos ou fitas para segurar o cabelo.
- É melhor se você não fizer qualquer atividade que causa transpiração. Ou seja, não fazer exercício, jogos ou atividades físicas. É melhor não ir à praia ou ficar no sol. Qualquer gota de suor vai fazer o seu cabelo ter umidade e os resultados serão afetados.
- Também não pode colocar o cabelo atrás das orelhas. É muito possível que esta é uma mania difícil de remover, mas considera que são apenas 2 ou 3 dias.

- Você não deve usar os óculos (visualização, ou sol) para manter o seu cabelo para trás ou para evitar ir ao rosto.

1.9 O Como adicionar queratina ao cabelo

O cabelo é composto quase inteiramente de queratina: uma proteína dura e fibrosa que também compõe as unhas e a camada superior da pele. Infelizmente, a estrutura da proteína dos cabelos pode ser danificada por processos químicos, como a permanente e a coloração. Fatores ambientais, tais como o sol, o vento e a água com cloro também podem enfraquecer e danificar a estrutura da proteína do cabelo chamada queratina.

Os condicionadores ajudam na reconstrução do cabelo temporariamente e fortalecem o cabelo, reparam os danos da cutícula e reforçam a estrutura da queratina. Adicionar queratina ao cabelo é tão simples como usar condicionadores com tratamento especial de proteínas. Abaixo você vai encontrar uma lista de dicas e passos para aprender a aplicar a queratina.

Produtos que você vai precisar
- Xampu a base de proteínas
- Condicionador reconstrutor de proteínas
- Touca de banho
- Secador de capuz (como o dos cabeleireiros)
- Condicionador hidratante
- Uma toalha
- Condicionador sem enxugamento (de preferência em spray)
- Um pente

Passos para aplicar a queratina no cabelo
- Lave os cabelos com água morna por dois ou três minutos para remover a sujeira e restos.
- Aplique um xampu com base de proteína queratina no cabelo e faça escuma. Enxágue bem o xampu dos cabelos. Se o seu cabelo estiver muito sujo, repetir o processo.
- Aplique um reconstrutor de queratina para o cabelo. Concentre a sua atenção sobre o tratamento das pontas.

- Coloque a touca plástica de banho na cabeça.
- Deixar agir o reconstrutor de proteínas sob o calor de um secador capuz.
- Siga as instruções de aplicação do produto reconstrutor da queratina que você escolheu para determinar quanto tempo deve permanecer o tratamento em seu cabelo.
- Retirar a touca plástica e lavar o reconstrutor de proteína do cabelo cuidadosamente com água fria.
- Aplique um creme hidratante para os cabelos. Deixe-o atuar e, se necessário, você também pode aumentar o efeito colocando-se de novo o secador do capuz.
- Enxaguar bem o condicionador do cabelo com água fria.
- Usar a toalha para secar o cabelo, tomando cuidado para não esfregar em excesso.
- Separar o cabelo com os dedos e utilizar o spray condicionador. Com cuidado, começar a desembaraçar o cabelo com os dedos. Termine desembaraçando o cabelo com um pente.
- Seque o cabelo a o ar livre.

1.10 Conselhos sobre queratina

A queratina é uma proteína muito forte que ocorre naturalmente em muitos mamíferos. Em seres humanos, a queratina é encontrada no cabelo, unhas e pele. Os queratinócitos são uns tipos de células da pele que são vitais para manter ela saudável, as células de queratina são empurradas para a superfície formando uma camada protetora e, em seguida, morrem e se tornam o que chamamos de pele morta. A perda de queratina é uma parte importante do processo de envelhecimento e um dos sinais visíveis do envelhecimento.

Produtos de Queratina

Hoje em dia, a queratina coloquialmente é associada com o cabelo. Há muitos produtos de queratina no mercado, de alisadores, xampus, condicionadores e tratamentos químicos que prometem cabelos sedosos e macios durante meses. Muitos salões oferecem tratamentos de queratina e são usados por mulheres com cabelos tão crespos que é difícil de controlar.

Antes de fazer qualquer tratamento químico de queratina, pergunte ao seu estilista sobre a resposta dos outros clientes com o mesmo tratamento. Peça para ver os ingredientes de tratamento. Alguns tratamentos contêm substâncias químicas nocivas, tais como formaldeído. Por outro lado, a maioria dos produtos de beleza que contêm queratina usa a palavra queratina para fins comerciais ou de marketing. Em geral, o processo de remoção da queratina significa que ela não esteja ativa, o que significa que não têm qualquer efeito sobre você, uma vez que está no produto.

Conselhos para a queratina

Quando se fala da queratina, se fala realmente sobre o aspecto saudável do cabelo, unhas e a pele. Enquanto não pode impedir que a queratina se desprenda sozinha (o cabelo cai naturalmente, como a pele), no entanto, você pode obter uma pele, unhas e cabelos saudáveis. Você vai precisar usar hidratantes com regularidade. Esta é a chave para retardar o processo de envelhecimento.

Quando a pele, os cabelos e as unhas ficam secos quebram mais facilmente e têm bordas com aspecto desagradável. O uso de uma loção e hidratante facial a diário, comer gelatina e a aplicação de óleo de unhas são formas de manter a umidade. São muitas as mulheres que têm cabelos secos, uma forma de ajudar a manter o cabelo saudável é aplicar regularmente tratamentos de condicionado profundos, que são baratos e estão disponíveis em qualquer farmácia ou shopping center. Se você deseja ter um cabelo, pele ou unhas saudáveis, comece por tê-los hidratados.

1.11 Eliminar as extensões de queratina

Antes de você saber como eliminar as extensões de queratina, você vai precisar saber como as colocaram. As extensões de queratina são aplicadas no cabelo usando um método de fusão que derrete a queratina e a cola utilizando uma dose de calor.

Eliminar as extensões de queratina

Primeiro pegue uma mecha de cabelo com uma extensão de cabelo de queratina, e role a queratina mole ao redor dela. Fazê-lo suavemente com os dedos. Esta é uma forma muito eficaz para remover as extensões no cabelo natural.

Embora pareça que a eliminação da cola dos cabelos pode ser uma tarefa difícil, a verdade é que eliminar as extensões de queratina é, na verdade, um processo relativamente simples. Você somente deve observar todas as instruções e seguir passo-a-passo os conselhos. Desta forma tudo vai dar certo. Se as extensões foram aplicadas incorretamente, ou o cabelo começou a crescer para fora delas, não se preocupe, vai ser ainda mais fácil de remover com sucesso as suas extensões.

Itens que você vai precisar para remover as extensões

- A acetona (removedor de esmalte de unhas típico, provavelmente você já tem ele em casa e não terá de ir a comprar.)
- Pinças rígidas para pegar a cola e as extensões.
- Um pente fino para remover qualquer resíduo de cola e desfazer os nós.

Instruções para remover as extensões

Em primeiro lugar, coloque algumas gotas de acetona diretamente sobre a união do cabelo com a queratina. Lembre-se de que esta união deve estar completamente seca antes de tentar removê-lo, o que deve levar um tempo com as extensões no cabelo. Tente, na medida do possível, que a acetona não toque no couro cabeludo ou no cabelo. Sabemos que é difícil para não tocar o cabelo, mas deve tentar fazê-lo. Evitar que toque no couro cabeludo é mais simples.

- Se precisar, use a pinça para remover as extensões. A combinação da acetona, juntamente com a pressão exercida pelas pinças vai quebrar a queratina, e você poderá remover a extensão.
- Uma vez solto o nó ou a união dos cabelos, você pode com os seus dedos, lentamente, puxar a extensão para fora, no sentido inverso ao do seu cabelo natural.

- Uma vez que você tenha completado essas tarefas em todas as extensões, use um pente para passar por todo o cabelo para eliminar os vestígios dos pedaços de cola.

1.12 Remédio de queratina para a psoríase

A psoríase é uma doença da pele onde as células da pele do corpo, crescem rápido demais. Isso acontece porque as novas células crescem mais rápido do que a camada de células mortas da pele cair, o que faz com que na pele apareçam manchas vermelhas e com uma escala de cor prata na parte superior da mesma. Quando a psoríase está presente, a pele torna-se também muito espessa, porque, ainda que haja uma superprodução de células da pele, as células não amadurecerem com a quantidade apropriada de queratina. A queratina é uma proteína que é comumente presentes no tecido, mas pode ser severamente afetado quando ele se inflama com a psoríase.

Ervas

Você pode obter alívio da coceira e irritação da psoríase com vários óleos essenciais, incluindo camomila, bergamota, lavanda, neroli e rosa. Pode-se também estimular a pele morta, causada pela psoríase se desprender com a fricção de farinha de aveia umedecida. É mais fina do que os flocos de aveia, portanto, o resultado será melhor.

Você também pode colocar pomada, creme de calêndula ou trevo vermelho, que irá ajudar a reduzir a inflamação e a vermelhidão das partes do corpo afetadas. Às vezes, a psoríase pode ser desencadeada pelo estresse extremo. Se este for o caso, pode tomar chá feito com relaxantes suaves como a camomila, lavanda e bálsamo de limão para restaurar o equilíbrio natural do seu corpo.

Outros remédios caseiros para a psoríase

Existem outros cremes e infusões de produtos naturais para ajudar você com os efeitos da psoríase. O óleo de gérmen de trigo misturado com óleo de rícino e azeite é usado passando-o nas áreas afetadas. A mistura ajuda a amolecer e remover a pele morta. Uma mistura de orégano, calêndula e de azeite também pode ajudar a reduzir e eventualmente eliminar os sintomas da psoríase, pelo menos temporariamente.

A aplicação das sementes secas de bardana e flores secas de camomila nas áreas afetadas também podem aliviar a pele. Embora os remédios caseiros sejam bons e podem melhorar o estado da psoríase por um longo período de tempo, é muito difícil de tratar a psoríase em sua totalidade e de forma permanente com remédios caseiros. Se você tem psoríase, deve consultar com um profissional da área de saúde que pode dar a você as melhores estratégias na luta contra esta doença.

Outras estratégias contra a psoríase

Você pode reduzir os efeitos da psoríase, mudando parte do seu estilo de vida. Por exemplo, certifique-se de que se expõe diariamente ao sol. Você não deve se expor a quantidades prejudiciais de sol. Procure limitar a exposição direta ao sol e por períodos de menos de 15 minutos. Evitar o sol ou limitar a sua exposição a partir de 10 horas da manhã até às 2 da tarde, que é quando o sol está no seu ponto mais quente.

Você também deve hidratar a sua pele regularmente a lavar apenas o suficiente. Os sabonetes tendem a ressecar a pele, o que agrava ainda mais o estado. Além disso, quando você estiver secando o corpo, remova a umidade em vez de esfregar, para não irritar a pele ainda mais.

1.13 Alimentos que contêm queratina

A queratina é uma proteína resistente e insolúvel encontrada principalmente na pele, cabelo e unhas, e ajuda a proteger essas partes do corpo dos fatores ambientais prejudiciais. A queratina é produzida por aminoácidos. As melhores fontes para o consumo de queratina são os alimentos ricos em proteínas. A deficiência de queratina faz o cabelo crescer mais lentamente e faz com que o cabelo já existente possa ser enfraquecido (também as unhas se tornam mais frágeis e sem coloração).

Alimentos ricos em queratina

Há alguns alimentos que são ricos em queratina e que podem ajudar a melhorar a aparência do cabelo, unhas, e todas as partes do nosso corpo que contém queratina.

Frutas e verduras com queratina

A vitamina C ajuda o corpo a absorver as proteínas vegetais, que são elementos fundamentais para a queratina. As frutas cítricas como laranjas e limões, os pimentos e as couves-de-bruxelas são exemplos de frutas e verduras com alto teor de vitamina C, que podem aumentar o desenvolvimento da queratina.

A vitamina B7 ou biotina desempenha um importante papel nas proteínas que metabolizam as bases da queratina. Devemos comer verduras como couve-flor, brócolis e cebola, pois elas contêm vitamina B7 e podem melhorar as propriedades da queratina no corpo. Os cereais integrais também são boas fontes de alimentos que promovem a geração de queratina no corpo.

Os alimentos ricos em proteínas são importantes porque auxiliam na produção da proteína queratina. Coma carnes magras, os rins e o fígado dos animais, aves e peixes para ajudar a construir a proteína queratina no corpo. Evite comer carne vermelha com gordura. Os produtos lácteos de baixo teor de gordura têm aminoácidos essenciais que estimulam a produção de queratina, assim que devem ser consumidos alimentos como leite com baixo teor de gordura, queijo e iogurte, para um maior desenvolvimento da queratina.

Outras fontes alimentares de queratina

Algumas vitaminas e minerais ajudam a produção e a estrutura da queratina. O enxofre, por exemplo, é altamente concentrado na queratina, pelo qual os alimentos que contêm enxofre, tais como ovos, feijão, couve e soja podem desempenhar um papel importante no desenvolvimento da queratina. Outras fontes ricas em proteínas não derivadas de carne também podem aumentar a produção de queratina (incluindo feijões, amêndoas e nozes). Um outro alimento que é fonte de queratina é a gelatina, que vem do colágeno nos ossos e patas de animais e pode ser adicionado à força das células de queratina. A gelatina pode ser encontrada em certos iogurtes, cereais, sorvetes, saladas de frutas e compotas de frutas.

Manter uma dieta rica em proteínas

A proteína fornece os aminoácidos necessários pelos queratinócitos para produzir queratina. Para o bem da sua saúde cardiovascular, evite ou minimize as gorduras e a carne vermelha. Coma carnes magras, peixe, iogurte e produtos lácteos com baixo teor de gordura para infundir ao seu corpo com os aminoácidos essenciais que estimulam a produção de queratina e melhorar a pele, o cabelo e as unhas.

Manter uma dieta rica em ferro

Consuma alimentos ricos em ferro. O ferro ajuda aos glóbulos vermelhos do sangue a transportar o oxigênio para os folículos pilosos, bem como para os outros tecidos que estão se beneficiando com o ferro. A proteína animal fornece ferro que é facilmente absorvida pelo organismo. As proteínas de origem animal ricas em ferro são o perú, pato, frango, carne de porco, camarão, ovos, carne magra de vaca e cordeiro. Os alimentos vegetais que contêm proteína rica em ferro são o feijão, ervilhas variedade olho preto, grãos de soja, queijo de soja e as lentilhas.

Coma alimentos ricos em vitamina C. A vitamina C aumenta a absorção do ferro de base vegetariana, de modo que deve consumir alimentos com vitamina C ao mesmo tempo que consume proteína de origem vegetal. Os alimentos ricos em vitamina C são o brócoli, couves-de-bruxelas, couve, pimentão, goiaba, mamão, uva, laranja, abacaxi, morango e limão.

Aumente a ingestão de vitaminas B. As vitaminas do complexo B promovem a criação dos glóbulos vermelhos do sangue, que por sua vez transportam os nutrientes e oxigênio para o couro cabeludo, folículos pilosos e o cabelo. Os alimentos com vitamina B-6 e B-12 são o salmão selvagem, a truta, marisco, batata branca com a pele, as bananas, as lentilhas, o grão-de-bico, grãos integrais, carnes magras, peito de frango e lombo do porco.

Comer alimentos ricos em zinco, como as ostras, carne de caranguejo, carne de porco, peru, carne de bovino, carne de frango, manteiga de amendoim, germe de trigo e grão-de-bico. O zinco facilita o crescimento e reparação dos cabelos e os tecidos e ajuda a manter as glândulas sebáceas que rodeiam os folículos pilosos.

Dicas sobre a alimentação

Não se devem esperar resultados imediatos. O alimento que você come agora afeta o crescimento de nova queratina. Vai tomar de 6 a 12 meses para os cabelos mostrar os resultados.

O aumento da queratina vai ajudar a fortalecer o cabelo, mas não vai afetar o afinamento dos fios de cabelo devido à calvicie masculina.

Evite os tratamentos de queratina para os cabelos que contenham mais de 2 por cento de formaldeído.

1.14 Perguntas mais frequentes sobre a queratina

Abaixo, você encontrará uma lista das perguntas mais frequentes efetuadas pelos nossos usuários. Temos esperança de que vai resolver todas as suas dúvidas sobre os diversos tratamentos de alisamento permanente e alisado definitivo.

Devo cortar meu cabelo antes do tratamento?
Se você quiser, você pode aparar as pontas irregulares, mas não é desejável que o corte em camadas antes de iniciar o tratamento de queratina.

Posso lavar o meu cabelo após o tratamento, e quando?
Você deve esperar entre 24 e 48 horas para lavar os cabelos após o tratamento de queratina.

Que tipo de xampu ou condicionador eu deveria usar?
Há xampus especiais para cabelos tratados com queratina. Pode consultar o seu cabeleireiro habitual sobre o xampu que é melhor para você. O xampu que você escolher e o condicionador não devem conter cloreto de sódio.

O que devo fazer se meu cabelo ficar molhado durante os primeiros 1 ou 2 dias?

Seque o seu cabelo tão rápido quanto possível.

Posso ir para a piscina ou a praia após o tratamento?
Espere pelo menos uma semana. Sempre hidrate o cabelo e aplique o condicionador antes de nadar, e depois enxaguar bem.

Posso me fazer um rabo-de-cavalo ou usar o cabelo recolhido?
Melhor não usar nada que pode ser apertada ou restringir. Os diademas ou faixas para a cabeça são aceitáveis.

Posso usar o spray para cabelo, gel, mousse, espuma, ou qualquer outro produto no cabelo durante os dois primeiros dias?
Você pode usar um tipo de óleo suave, se necessário. Após o xampu você pode usar produtos para o cabelo.

Posso tingir meu cabelo antes de fazer o tratamento?
Sim. Se você fizer um mesmo dia não deve usar condicionador após o xampu de cor.

Posso tingir o meu cabelo após o tratamento?
Espere duas semanas após o tratamento com queratina antes de aplicar qualquer cor. Deve usar um tratamento de cor livre de amônia.

Posso aplicar cloro no meu cabelo após o tratamento de queratina?
Não, não se deve usar cloro nos cabelos tratados com queratina. O cloro pode ser aplicado ao cabelo de novo crescimento apenas.

Pode ser feito o tratamento nos cabelos tratados quimicamente anteriormente?
Sim. Você pode fazer o tratamento em qualquer cabelo quimicamente tratado.

Pode ser feito o tratamento acima do alisamento japonês ou térmico?
Sim. Você pode fazer o tratamento sobre qualquer tipo de tratamento.

Este é um tratamento relaxante?
Não. É um tratamento de recondicionamento feito de queratina, extratos vegetais e colágeno para selar o cabelo.

Posso fazer o tratamento no cabelo virgem?

Sim, mas não vai durar a menos que tenha sido previamente tratado ou tingido.

Pode ser feito o tratamento em crianças? Em caso afirmativo, quais as idades?

Sim. Nós recomendamos para crianças que tenham, pelo menos, 12 anos.

Quanto tempo vai durar o tratamento no cabelo?

Depende do tipo de ondulação e a intensidade do tratamento. O resultado começa a desaparecer antes no cabelo virgem, e pouco a pouco em todo o cabelo. O tratamento de queratina elimina o frizz.

Posso repetir o tratamento somente para determinadas partes ou eu tenho que fazer de novo o tratamento em toda a cabeça?

Você deve fazer de novo em toda a cabeça.

2. Tipos de Queratina

Os tratamentos de queratina são um grande atrativo para as pessoas que querem alisar um cabelo muito encaracolado e que se comporta de um modo descontrolado. Este tipo de tratamento pode durar até 6 meses, ainda que dependa do tipo de queratina e do cabelo. Fazer uma sessão de queratina irá oferecer-lhe a possibilidade de pentear o seu cabelo com facilidade ao mesmo tempo em que você altera o seu visual.

Tratamentos de queratina com formaldeído

Muitos salões de beleza oferecem este procedimento como uma alternativa mais natural aos amaciantes químicos, pois não contém lixívia ou muitos dos outros produtos químicos que são normalmente encontrados nos alisadores. No entanto, não é sempre verdade que os tratamentos de queratina são 100% natural, por isso é importante fazer uma pesquisa. Muitos dos tratamentos contêm formaldeído, uma substância química relativamente perigosa e que não é aconselhável em muitos sistemas de saúde.

Antes de fazer um tratamento de queratina com formol é aconselhável que você estude todos os prós e os contras, os possíveis riscos e benefícios para a saúde.

Quando os tratamentos de queratina com formol é aplicado, os gases liberados podem causar danos não só para o cliente, mas também para a estilista e as pessoas em torno dele, de acordo com a Dra. Ellen Marmur, dermatologista no Monte Sinai Medical Center em Nova York durante uma entrevista em 2007 no The Early Show. Além disso, a pessoa que recebe o tratamento pode estar em risco de danos durante os meses após o tratamento, quando a substância se decompõe, disse ela. As autoridades no Brasil, onde este tipo de tratamento originou controvérsias, tem atribuída uma morte relacionada ao procedimento, em conformidade com o relatório The Early Show.

Tratamentos de queratina sem formaldeído

Os tratamentos de queratina sem formol promete um resultado muito mais liso e livre de produtos químicos. Obtém um alisamento no cabelo igual de bonito. Este procedimento utiliza dois tipos de queratina a queratina do cabelo humano e a queratina botânica. A ideia é que as moléculas de queratina humana penetram na cutícula do cabelo, enquanto a queratina botânica forma uma camada de moléculas na cutícula. Desta forma, o cabelo fica saturado com a queratina por dentro e por fora. Estes tratamentos são aplicados da mesma forma que os tratamentos que contêm formaldeído, mas com a exceção de que o estilista não tem de usar uma máscara.

Outros tratamentos

A variedade dos tipos de queratina é bastante impressionante. Além de uma primeira classificação que divide os tratamentos entre os que contem químicos (formaldeído) e aqueles que não, podemos encontrar outras classificações em que se pode nomear o nome do tratamento.

- A queratina hidrolisada
- queratina líquida
- queratina de chocolate
- Nanoqueratina

Também são muito populares os tratamentos de queratina caseiros.

2.1 Queratina Líquida

A queratina líquida é uma alternativa para os tratamentos caseiros para alisamento, mas é verdade que é um pouco mais caro.

Consiste em uma fracção de proteína purificada e isolada. Estas proteínas possuem pesos moleculares que permitem a formação de películas coerentes sobre a superfície da cutícula e penetrar no córtex capilar.

Em definitiva, para ajudar a reparar o cabelo, para dar corpo, brilho e maleabilidade.

Propriedades da queratina líquida
Aqui estão algumas das propriedades deste tratamento.

- A queratina líquida é um tratamento revolucionário e patenteado que atinge que os cabelos crespos é muito encaracolados fiquem lisos e maleáveis. Os cabelo rebeldes tratados com a proteína de queratina torna-se natural e dura até um máximo de 30-60 dias, com uma única aplicação.
- Em estudos independentes de diversos laboratórios clínicos, o cabelo tratado com queratina líquida dura mais tempo, é mais macio, brilhante e tem um 100% menos de frizz.
- Nutre e restaura os cabelos danificados ou quebrados e também as pontas espigadas.
- Ao contrário do que acontece com outros tratamentos de beleza, o queratina não contêm produtos químicos ou ingredientes perigosos, tais como formaldeído (como é no caso alisado japonês.
- Trata-se de um tratamento com spray de surpreendentes resultados. Obtenha um cabelo mais macio, mais forte, mais saudável e um cabelo com mais corpo instantaneamente.
- É um tratamento rápido e fácil de pentear.
- Oferece-lhe uma nova oportunidade de obter alguns cachos macios e sexys. Um cabelo liso com facilidade e sem frizz. Um cabelo perfeito em apenas alguns minutos!

Quais são as marcas de queratina líquida que existem?
No mercado existem várias marcas de queratina líquida, todas elas podem ser uma boa opção. Algumas das marcas mais populares são Stylus de Deliplus, Anian ou Nelly. Informe-se sobre qual deles é o melhor para o seu cabelo antes de você comprar um produto que pode danificá-lo. Pode consultar com seu estilista de confiança e com qualquer pessoa conhecida

que tem experimentado para que possa dizer-lhe sobre a sua experiência. Normalmente, a opinião de uma amiga é muitas vezes a melhor opção.

Queratina líquida para a alopecia

Embora a queratina não é um tratamento que é comumente usado como uma ferramenta para parar a queda de cabelo, muitas pessoas dizem que uma vez que o utilizou, notou uma menor perda de cabelo. Deve-se ter em mente que a queratina não age na raiz do cabelo e que faz apenas reparos. A sensação de que a queda do cabelo é menor é porque, antes de o uso da queratina os cabelos eram perdidos por a queda natural e também pela quebra do cabelo em mau estado. A queratina repara o cabelo e o torna mais forte, por isso já não se quebra e, por conseguinte, esses pedaços de pelos quebrados não vão cair nunca. Desta forma, a sensação de menor perda de cabelo é real.

Tratamento de queratina líquida

O tratamento de queratina líquida trata-se de um sistema baseado em um método utilizado no Brasil chamado Escova progressiva. O processo utiliza produtos químicos, para quebrar os laços de dissulfureto no cabelo para conseguir resultados mais duradouros e acredita-se que estes produtos podem ser prejudiciais. A queratina líquida, afirmam que é totalmente segura.

A queratina é a proteína natural do cabelo e é o que constitui cerca do 90 por cento da raiz.

Sistema de queratina líquida

O sistema de queratina líquida é composto em um tratamento de aerossol líquido, xampu, condicionador e condicionador sem enxágue. Com tudo isto, você manter o seu cabelo liso até 30 dias.

Origem da queratina líquida

A queratina é líquido purificado da proteína isolada de pura lã da Nova Zelândia. Penetra no córtex do cabelo e mantém a umidade, dá proteção e brilho ao seu cabelo.

O processo

O tratamento de queratina líquida é uma versão diluída do longo processo de cabeleireiros de alisado de queratina mas opera sob os mesmos princípios. Deve lavar e secar os cabelos, aplicar a queratina, deixar em repouso por 30 minutos, retirar a umidade com o secador e usar uma prancha plana a 450 graus para alisar o cabelo mecha a mecha.

Controvérsia

Há um grande debate nos meios de comunicação, na Internet e entre os profissionais da saúde e beleza no que diz respeito à segurança e integridade de alisar o cabelo com processos de queratina. Isto é devido ao uso de formol. A queratina líquida contém ingredientes derivados de formaldeído.

Produtos similares

A queratina hidrolisada líquida se pode comprar para a hidratação e o condicionamento do cabelo. A solução é da cor castanho-amarelo que também vem da lã e tem um cheiro muito característico.

2.2 Tratamento de Queratina de Chocolate

O tratamento de queratina de chocolate é uma terapia de recuperação capilar muito relacionada com o alisado brasileiro de queratina.

Sua composição básica conta com vários ingredientes, no entanto, os que alcançar esta mudança radical na aparência do cabelo são:

- Queratina: repara os cabelos danificados
- Óleo de cacau (chocolate): Vai dar ao seu cabelo o brilho esperado.
- Argila branca: Reduz o frizz até 80% e dá peso ao cabelo.

- O procedimento da queratina de chocolate é feito através um processo de várias etapas:
- Em primeiro lugar, fazer uma limpeza profunda dos cabelos. Eliminando o resíduos e sujeira.
- Secar o cabelo. Eliminação de 95% da umidade.

- Aplicação da queratina. Deve esperar pelo menos 30 minutos com a queratina de chocolate para que o tratamento faz o seu efeito.
- Secado do cabelo e evaporação do produto.
- Em seguida, passe a prancha no cabelo e desta forma, se faz a cauterização.

A queratina não é utilizada explicitamente para alisar os cabelos, mas para eliminar o frizz e dar corpo ao cabelo. Com esse tratamento você obterá grandes benefícios como que o seu cabelo ondulado se relaxar e assim ficar ondulado, eliminando o volume e os cabelos que sobressaem. Se você tem cabelos ondulados, ficará liso.

A duração média do tratamento é uma hora e meia mas dependendo da quantidade e do comprimento do cabelo pode durar de 1 até 3 horas. O custo também está sujeito a esses mesmos fatores. Embora, à primeira vista, possa parecer que você simplesmente passou a prancha no cabelo não é assim. Após 24 horas, você vai descobrir, quando for lavar o cabelo que você conseguiu muito mais. Um cabelo mais vivo, saudável e cheio de nutrientes.

2.3 Queratina Hidrolisada

A queratina hidrolisada é uma proteína que age reestruturando o cabelo e condicionado a fibra capilar. É muito semelhante ao tratamento de queratina líquida porque ela dá ao cabelo um aspecto macio e saudável.

Dado que a queratina já está presente na composição dos nossos cabelos e que vai se perdendo, como o tempo e o meio ambiente, usar um produto que permite regenerar as camadas exteriores do seu cabelo é sempre uma boa opção para recuperar o brilho natural. A queratina hidrolisada é um produto alisador e cauterizador que devolve a vida ao seu cabelo, assim como o brilho e a mobilidade.

O processo de reconstrução com queratina é da mais alta qualidade. Reconstrói a fibra capilar hidratando e alisando o cabelo.

Propriedades da queratina hidrolisada

A queratina hidrolisada hidrata amplamente o cabelo e regenera a base capilar. Isso se traduz em um cabelo saudável, brilhante, macio e com aspecto renovado.

Resultados da queratina hidrolisada

Com apenas uma aplicação de queratina hidrolisada pode reduzir o volume dos cabelos até 80%. Desta forma desaparecerá o encrespamento e se consegue um cabelo macio e sedoso. O brilho que oferece a queratina hidrolisada é espetacular.

Quem pode usar a queratina hidrolisada?

Praticamente todos podem utilizá-lo. Não importa se você está com seu cabelo natural ou tinido. As mechas e reflexos não são um problema, pode ser aplicado em qualquer cabelo que tem sido tratado com produtos químicos. Apenas deve-se ter em mente que você precisa ter um cabelo mais ou menos saudável. Não importa que ele esteja um pouco danificado, o uso da queratina hidrolisada é para melhorar a saúde dos cabelos.

Quanto tempo duram os efeitos da queratina hidrolisada?

O alisamento dura entre 3 e 4 meses após a aplicação do produto, mas pode variar dependendo do seu tipo de cabelo. Se você gostou do resultado do tratamento pode ser repetido uma vez concluído este período.

Quanto custa a queratina hidrolisada?

Se você vai realizar o tratamento em casa, uma lata de produto com queratina hidrolisada custa cerca de 40 €, apesar de que o preço pode variar dependendo do local onde você comprar.

Eu preciso fazer algo mais após o tratamento?

Depois do tratamento de queratina hidrolisada não é necessário fazer nada mais. Nem pranchar seu cabelo nem esticá-lo. É melhor não molhar o cabelo até 48-72 h após o tratamento.

2.4 Tratamento de queratina com formol

Derivado do método de alisado brasileiro conhecido como Escova progressiva, os tratamentos com queratina gerou controvérsia no seio das comunidades de saúde e beleza de forma similar. Os tratamentos de queratina muitas vezes contêm formol, de uma forma ou de outra, o que pode ser prejudicial para os clientes e estilistas com o tratamento.

Como funciona o formol?

Os tratamentos de queratina são combinados em altas temperaturas. O formaldeído e a queratina são usados para quebrar os laços de bissulfeto no cabelo, assim alterando seu formato. A queratina serve para fixar as bordas ásperas do cabelo, e que a camada da cutícula tenha melhor textura e brilho.

Legislação sobre a queratina

A indústria de cosméticos, com o parecer dos peritos, recomenda que não haja mais do que 0,2 por cento de formaldeído em produtos cosméticos, para a segurança da pele. A FDA não regula os tratamentos de queratina e o formaldeído não aparece como um ingrediente restrito.

Concentração

Enquanto muitos fabricantes de tratamento de queratina se aderem à norma de 0,2 por cento, alguns produtos contêm de 10 a 20 vezes o formol recomendado. O formaldeído foi classificado como um agente cancerígeno no National Cancer Institute, os vapores do formol são tóxicos em caso de exposição prolongada e frequente.

A exposição a formaldeído

Os tratamentos de queratina duram aproximadamente duas horas, dependendo do comprimento e da espessura do cabelo. Recomenda-se que uma boa ventilação, embora não seja realmente necessário para proteger os clientes, já que eles ficam expostos apenas durante este tempo. Os estilistas são recomendados para se proteger dos vapores do formaldeído, uma vez que a sua exposição é prolongada e é um gás nocivo.

Marketing

Muitos tratamentos queratina que afirmam ser libres de formaldeído, seguros e com base na queratina ainda contêm formaldeído ou seus derivados químicos da mesma família. Entre eles estão o formol, o aldahyde e o metanol.

2.5 Tratamento de queratina sem formol

Os tratamentos sem formaldeído, ao contrário dos seus homólogos que contêm formol, são tratamentos de queratina que é mais parecido com os tratamentos intensos, tais como o condicionamento térmico ativo. A fórmula de queratina funciona com um secador muito potente para ser capaz de alterar temporariamente a forma dos cabelos.

Os tratamentos de queratina não quebram as ligações químicas dos cabelos desde o interior, mas no seu lugar, cobre o exterior do eixo com a forma líquida da queratina que imita a proteína natural e o cabelo dominante.

A queratina sem formaldeído mais comumente chamada queratina sem formol, suaviza a cutícula dos cabelos, eliminando até 95 por cento de todos os caracóis. Os salões que fazem o processo dizem que a queratina se adere às bordas da cutícula em bruto, que retém a umidade e o brilho.

Advertências sobre o formol

De acordo com o fabricante de um produto que contem queratina com formaldeído, o formol inclui elementos como quaternium-15, formaldeído e metanol, aldeído metílico, diazolidinil, imidazolidinilurea e oximetileno, e outros. Os consumidores são aconselhados a verificar os ingredientes no salão e na embalagem.

Tratamento posterior

Os tratamentos de queratina sem formol mantem os cabelos lisos por semanas ou meses, dependendo da textura natural dos fios de cabelo, a manutenção e a duração, dependendo do lavado. Você precisa de um xampu sem cloreto de sódio para ajudar a manter os efeitos do tratamento.

2.6 Nanoqueratina

O que é a Nanoqueratina?

A nanoqueratina é um sistema capaz de criar nano moléculas de queratina com maior poder. Esta tecnologia permite que reparar as fissuras do cabelo de uma forma poderosa. Uma molécula de nanoqueratina corresponde a um milésimo de milhão de uma molécula de queratina, ou seja, a 0,0000000001 de uma molécula de queratina.

Como funciona a Nanoqueratina?

O procedimento é bastante simples de explicar. Ao aplicar a queratina no cabelo, as nanomoléculas penetram nas fissuras do cabelo formando depósitos de queratina que ajudam a reparar o mesmo. Quando o calor é aplicado sobre elas se fixa o procedimento para obter um melhor resultado. É recomendável que você escove o cabelo após a aplicação.

Etapas da aplicação da Nanoqueratina

Para a aplicação da nanoqueratina há vários passos importantes que deve seguir:

- Lavar o cabelo com um xampu normal para remover a sujeira e possíveis resíduos. Não deve usar condicionador. Basta enxaguar o cabelo depois de lavar.
- Secar o cabelo apenas o suficiente para remover a umidade.
- Divida o cabelo em 4 partes.
- Colocar entre 3 e 5 ml de queratina no recipiente nano aspersor. Trata-se de um pequeno frasco que é colocado na máquina que evapora a queratina tornando-a nanoqueratina.
- Aplicar a queratina durante a escovação do cabelo. O melhor é aplicar pelo pescoço. Faça-o lentamente e suave.
- Uma vez que a aplicação está concluída, pranchar todo o cabelo com o ferro de cabelo.
- Dividir de novo o cabelo em 4 partes.
- Adicionar 3 a 5 ml do fluido para finalizar no recipiente nano aspirador e borrife novamente sobre o cabelo da mesma forma.
- Uma vez concluída a etapa anterior, não é necessário lavar de novo o cabelo.

A nanoqueratina é um novo sistema que ajuda na recuperação capilar e que oferece alguns resultados surpreendentes. As suas vantagens no mundo da estética são inúmeras. Esta é uma descoberta muito nova que não tem muito tempo no mercado da beleza, mas que, sem dúvida, representa um importante passo em frente. É extremamente eficaz e fácil de executar.

A realização de um tratamento de nanoqueratina vai deixar o cabelo suave e sedoso ao tempo que repara as fissuras do cabelo e a pontas espigadas. É particularmente eficaz nos casos em que o cabelo tem sofrido com tintas, descolorações, alisamento e permanentes, bem como, nos casos em que tenha sido danificado por ações da natureza (vento, chuva, sol...)

O resultado pode ser visto praticamente no momento, depois de ter completado a execução do tratamento, e é por isso que está se tornando tão popular. Este é um método rápido, mas ao mesmo tempo, efetivo. É um dos métodos de recuperação capilar mais eficazes em termos de custos.

Que é a Nanoqueratinização?
O processo por meio do qual são inseridas nanomoléculas de queratina no interior das fissuras do cabelo. Serve para reparar o cabelo danificado.

Tipos de cabelos que podem ser submetidos ao tratamento
É particularmente eficaz em cabelos danificados por coloração ou outros processos químicos.

Quanto tempo demora o tratamento de Nanoqueratina?
Cerca de 40 minutos.

Vantagens da nanoqueratina
Sendo um procedimento que é aplicado no modo de pulverização, permite uma melhor introdução da queratina nas fissuras do cabelo. Desta forma, o cabelo se recupera mais rápido e melhor. Por ser um processo húmido, também impede a sequidade no cabelo.

Por quanto tempo duram os resultados
Uma vez tratado, o cabelo terá sido reparado definitivamente. No entanto, se os submetemos de novo à ação de produtos químicos, ou tempo demais ao sol, chuva, etc., este se estragará de novo.

Se pode aplicar a nanoqueratina continuamente?

Definitivamente sim. No entanto, os resultados serão mais espetacular na primeira sessão, que será, provavelmente, quando você têm o cabelo mais danificado. Fazer outra sessão ajudará para que o seu cabelo não se estragar com a ações naturais como o sol e a chuva.

Estou grávida, posso fazer o tratamento?

Sim, mas você deve usar uma máscara de proteção para não inalar os vapores da queratina. Também é aconselhável usar nas crianças que a serem submetidas ao processo.

Pode ser usado em pessoas com caspa ou problemas capilares?

Sim, mas você deve ter em mente que a nanoqueratina não vai ajudá-lo com essas questões, porque ele só serve para corrigir as fissuras e quebras.

3. Tipos de alisado

Uma das vantagens da queratina é a quantidade de tipos de alisar os cabelos que podem ser alcançados com ela. A escolha de um tipo de queratina ou outro pode dar resultados diferentes de alisado, de um alisamento definitivo até outro que dura apenas alguns meses.

Ao mesmo tempo, o tipo de cabelo e a técnica utilizada, também afetam a duração de um alisamento permanente. Descubra qual deles é o melhor para você.

Os alisados mais populares são o alisado japonês e o alisado brasileiro, que também pode ser feito em casa.

O alisado japonês, também conhecido como alisado térmico, obtém um cabelo liso, mas ao mesmo tempo brilhante e sedoso. Reduz o frizz (encrespamento) e é especialmente indicado para as pessoas com cachos indisciplinados que não se permitem ser alisados com a prancha. Por exemplo, é o caso dos cachos apertados. O processo de alisamento japonês exige várias horas no que são realizados vários processos com calor, bem como processos químicos. É um dos alisados de cabelo preferidos pelas mulheres porque não estraga o cabelo, e não os deixa secos ou danificados. Uma variante do alisado japonês é o alisado bio ionic, que vem de Los Angeles e que é reversível.

O alisamento brasileiro é um dos mais amplamente praticados hoje em dia porque oferece um alisamento mais natural. O seu preço, como o de todos os tratamentos de queratina, varia de acordo com o comprimento do cabelo, mas geralmente variam entre 200 e 300 €. Requer apenas aplicar alguns pequenos conselhos após a aplicação, como, por exemplo, evitar molhar o cabelo nos 2-4 dias após o tratamento. O alisado brasileiro caseiro é uma opção mais barata para todas aquelas pessoas que não querem assumir o custo do mesmo.

Dentre as principais características de todos estes tipos de tratamento enfatizamos a possibilidade de obtenção de um alisado permanente que pode durar até 4 meses, dependendo do tipo de queratina utilizada e do cabelo.

3.1 Tipos de alisado

O alisamento japonês se originou no Japão por volta do ano 1990. O processo também é conhecido como condicionamento térmico, Magic reto, alisado Bio Ionic e Rebonding. Ele também começou a ser chamado Sistema Yuko, depois que, em 1996, a estilista japonesa Yuko Yamashita, revolucionou o mercado, criando um tipo de alisado permanente. Embora o processo seja permanente, terá que ser retocado para o cabelo de novo crescimento.

Vantagens do alisado japonês

Seu maior benefício é o resultado: um cabelo liso, brilhante e sedoso. Este processo reduz o tempo e o esforço necessário para alisar o cabelo com uma prancha todos os dias.

O alisamento japonês reduz o frizz e é especialmente benéfico para as mulheres que têm cachos extremamente encaracolados ou indisciplinados que não respondem bem a uma prancha de alisar. Embora o processo exija várias horas de tratamento térmico e químico, a maioria das mulheres diz que o cabelo parece ser mais saudável após o tratamento, nem seco nem danificado.

Onde posso fazer um alisamento japonês?

É importante que você estude as opções antes de fazer um tratamento de alisamento japonês para o cabelo. Escolher um centro de beleza que usa os melhores produtos do mercado, é essencial. Os melhores produtos para alisamento japonês são fabricados, como não, no Japão.

Além disso, você deve investigar a qualidade da equipe responsável por seu tratamento. É importante ter experiência no processo. Peça para ver fotos do antes e depois do seu trabalho.

O meu cabelo é adequado para o alisamento japonês?

Descubra se o tratamento é seguro para o seu tipo de cabelo. O alisamento japonês de queratina não é recomendado para o cabelo africano delicado, o cabelo bem tratado, muito tingido, danificado, ou cabelo que cai frequentemente. Consulte um técnico para determinar se ele é seguro para alisar seus cabelos. Não se esqueça de informar com honestidade de todos os tratamentos anteriores que você tem feito no cabelo. Se você tiver quaisquer perguntas sobre segurança, você pode fazer um teste em uma mecha de cabelo, para garantir que o produto é seguro para o seu cabelo.

Quanto tempo dura o alisamento japonês?

O seu cabelo vai se mantiver liso de 9 meses a 1 ano. A maioria das pessoas acredita que dura para sempre porque é chamado de alisado permanente mas isso não é possível devido ao fato de que o cabelo continua a crescer e este novo cabelo não tem recebido o tratamento. É por essa razão que, embora esse tipo de alisamento for permanente na área tratada, seria necessário para retocar o cabelo de novo crescimento.

Quando devo retocar o cabelo de novo crescimento?

O novo crescimento normalmente precisa ser tratado cerca de 6 meses a 1 ano após o tratamento inicial. Quanto mais rápido o cabelo cresce, mais cedo é necessário começar a tratá-los. Em geral, a velocidade de crescimento dos cabelos depende de cada pessoa, por isso você é quem decide quando voltar a fazer o alisamento japonês. Pode não ser necessário tratar o cabelo se crescer alguns centímetros, mas logo que o novo cabelo tem o comprimento necessário para enrolar, encrespar ou ondular, Você vai precisar fazer o alisado. Desta forma, pode manter seu cabelo brilhante, macio e sem frizz durante mais tempo.

Que tipo de cabelo é adequado para o alisamento japonês?

Quase todos os tipos de cabelos são adequados. Geralmente não existe um tipo de cabelo onde é impossível, mas é preciso ter em conta que os resultados podem variar. Recomendamos que você entre em contato com o estilista e pedir, antes de iniciar o tratamento, para saber qual vai ser a aparência final. O alisamento japonês funciona perfeitamente com os seguintes tipos de cabelo:

- Cabelo caucasiano
- Cabelos asiáticos
- Cabelos americanos
- Cabelos de Oriente Médio
- Cabelos noruegueses
- Outros tipos de cabelo. Consulte com seu estilista.

Como vai ficar o meu cabelo após o tratamento?

O seu cabelo será liso, totalmente reto. Você o sentirá incrivelmente macio e sedoso. Você vai descobrir que tem mais brilho e que é mais luminoso. Além disso, você poderá facilmente dar-lhe muitos estilos que antes não podia fazer com o seu cabelo encaracolado ou ondulado.

Uma vez tratado, tenho que secar meu cabelo quando o lavar?

Não, você não tem que secar o seu cabelo a menos que você deseje eliminar a umidade rapidamente. Isso só leva cerca de 4 a 5 minutos. Tendo feito o tratamento de alisamento japonês pode deixá-lo secar ao ar livre, sem ter de se preocupar com o encrespado em seus cabelos devido à umidade. O cabelo vai se secar, ficando perfeitamente liso e hidratado.

Posso fazer o tratamento com o cabelo tingido?

Isso depende do tipo de produtos químicos que têm sido utilizados na tintura e a coloração. Os estilistas com experiência no alisamento japonês podem facilmente determinar se ficará bem no seu caso.

Vai se danificar meu cabelo com o tratamento?

Se você escolher um estilista sem experiência, é possível. O alisamento japonês é um tratamento difícil de realizar. Duração de várias horas e só deve ser feito por um especialista. Se você encontrar um estilista treinado e com experiência, você não deve ter nenhum problema. É por isso que recomendamos para você perguntar aos seus amigos e conhecidos, e pedir referências. Você também pode pedir ao estilista diretamente quantas vezes fez o tratamento (a experiência é um grau).

Como é o alisamento japonês?

O alisamento japonês é uma técnica que não deve ser realizada por pessoas que não são profissionais, a duração do mesmo é bastante longa e os resultados podem não ser o que você espera se não for feito por alguém com experiência.

Como fazer o alisamento japonês:

- A primeira coisa é lavar o cabelo.
- Sem deixar secar, aplica-se o produto em todo o cabelo e deixar repousar por pelo menos 30 a 45 minutos. Este tempo pode variar de acordo com o tipo de ondulação do cabelo.
- Após a aplicação do produto, começa o alisado em si. Com uma prancha especial de íons (prancha iônica), se passa por cima do cabelo da raiz até as pontas. Deve ser feito em mechas finas e devagar. A coisa mais importante a se ter em mente é não deixar nem um único cabelo sem alisar com a prancha.
- Uma vez terminado todo o alisamento do cabelo, aplica-se um produto neutralizador que age em poucos minutos.
- Se lava o cabelo com um shampoo e creme condicionador especial.
- Continuando com a secagem dos cabelos. Para fazer isso é usada uma escova e um secador iónico.
- É importante não lavar o cabelo em dois ou três dias após o tratamento.

Quanto custa o alisamento japonês?

O alisamento japonês de queratina pode ser caro. Dependendo do cabeleireiro e a cidade onde você mora, o preço pode variar de 300€ a 500€. No entanto, apesar do alto custo, o tratamento terá uma duração entre seis meses e um ano.

Além do investimento económico, o processo de alisamento japonês também consome muito tempo. O tratamento pode durar de duas a oito horas e envolve várias etapas e fases de aplicações de produtos químicos e calor.

Por que é tão caro?

O alisamento japonês é um tratamento extremamente difícil de executar, e o processo geralmente precisa de 3 a 6 horas para ser feito e obter o liso perfeito. Às vezes, pode até levar mais tempo. Se o estilista afirmar o contrário, o mais provável é que lhe oferece produtos ou serviços de qualidade inferior, não deve aceitar. O resultado pode ser uma catástrofe.

Como é o alisamento japonês?

O alisado japonês, também conhecido como recondicionamento térmico, é uma das melhores formas de alisar os cabelos permanentemente. Ao contrário do tratamento de queratina brasileira, apenas o novo cabelo vai ter que ser tratado novamente, o resto do cabelo vai ficar reto.

Existem dois principais tipos de alisamento japonês: Yuko e Liscio. Yuko é a original e é utilizado principalmente no cabelo que nunca recebeu uma alteração química (isto é, se aplica no cabelo virgem). Liscio, por outro lado, pode ser usado no cabelo que foi tratado quimicamente.

O recondicionamento térmico pode alcançar grandes resultados, sempre e quando o estilista tenha competência e experiência no alisamento japonês.

Como é feito o alisamento japonês?

O primeiro passo no tratamento é a aplicação de um condicionador de proteína para os cabelos, seguido de um condicionador com base creme que suaviza o cabelo e ajuda a separar as ligações de enxofre no interior do fio capilar.

Quando o estilista determina que as ligações de enxofre estejam devidamente separadas, o cabelo é enxaguado. O estilista irá aplicar um neutralizador e usar algum tipo de aparelho tensor para manter o cabelo liso. Depois de o neutralizador atuar o tempo necessário, se enxágua o cabelo e é alisado com uma prancha.

O neutralizador deve continuar a absorver oxigênio, a fim de associar mais uma vez os vínculos do enxofre no interior da raiz do cabelo. Por este motivo, o cabelo que tem sido feito o alisamento japonês não pode ser lavado com xampu ou ser exposto à água pelo menos de 24 a 72 horas após o tratamento.

3.2 Alisamento brasileiro de queratina

Fazer tratamentos de alisamento convencional durante vários anos (alisamento permanente, japonês, definitivo, iónico, térmico, brasileiro...) pode deixar o cabelo quebradiço, sem brilho e incapaz de manter um estilo. Estes tratamentos químicos para cabelos acabam por causar dano ao cabelo ao longo do tempo. Então, qual é o melhor produto para o alisamento de cabelo? O tratamento de queratina para o alisamento brasileiro dos cabelos não danifica o cabelo. De fato, de acordo com um artigo do New York Times, os beneficiários deste tratamento têm descoberto como o seu cabelo seco se torna mais saudável após o uso do alisamento com queratina. A fim de alcançar um cabelo liso com o tratamento de alisado brasileiro de queratina, você terá que encontrar um salão que oferece esse tratamento especial.

Encontra o melhor salão de beleza para um tratamento de alisado brasileiro com queratina

O tratamento de alisado brasileiro com queratina é conhecido como Escova Progressiva. Para obter os melhores resultados, você precisa encontrar um salão que seja especializado no tratamento de alisamento de queratina brasileiro. Há, pelo menos, 15 fórmulas diferentes que respondem ao tipo de cabelo e os resultados são diferentes para todos eles. Pede um cabeleireiro com experiência que tenha sido treinado para administrar os tratamentos de alisado brasileiro com queratina. Alguns salões oferecem uma consulta grátis. Se o seu orçamento é baixo, consulte as ofertas em seu centro estético.

Como é feito o alisamento brasileiro

Provavelmente você vai ter que estar entre duas e três horas no seu cabeleireiro porque leva no mínimo duas horas de estilista para concluir o tratamento. Vai começar com um xampu especial que foi concebido para desbloquear a cutícula do cabelo. Após o shampoo, o cabelo é saturado com o tratamento de alisado brasileiro com queratina. Em seguida, se secam os cabelos e se usa um pente alisador de cabelo em toda a cabeça. O calor do secador e a prancha alisada selam a queratina no cabelo.

Conselhos após o tratamento de alisado brasileiro de queratina

- Não lavar o cabelo durante 2-4 dias após este tratamento.
- Ter o cabelo recolhido em uma trança frouxa ou em rabo de cavalo, se necessário.
- Após estes dias, você pode usar o shampoo e condicionar seus cabelos.
- Tratar apenas com produtos que não tenham cloro ou sulfato de sódio. Os produtos com estes ingredientes irão danificar o cabelo, arruinando os resultados do tratamento.

Preço do alisado brasileiro

O custo do alisado brasileiro depende do comprimento do cabelo, para um cabelo curto o seu preço é de cerca de 200€ e para cabelos longos o preço aproximado é de 300€. Se você prefere optar por algo mais acessível o alisado brasileiro em casa pode ser uma solução.

Diferenças entre alisado brasileiro e japonês

Ao longo dos anos, estes tipos de alisados tornaram-se looks para cabelos muito na moda. Cada vez que aparece uma nova tecnologia que é excelente para o tratamento de cabelos, muitas mulheres estão agendando com seu estilista para prová-lo. Para o alisamento do cabelo têm sido popularizadas principalmente duas tecnologias: o alisado japonês e o alisado brasileiro, mas, qual é a diferença entre os dois? Pois bem, é exatamente isso que vamos tentar descobrir aqui.

Em primeiro lugar, há o alisamento japonês, recondicionamento térmico ou alisado de Yuko. Ele é chamado assim porque o processo foi criado pela japonesa Yoko Yamashita, estilista especialista.

Com o alisamento de cabelo japonês, o cabelo é alisado de forma permanente com produtos químicos. O cabelo é separado em seções (mechas finas) e cada seção é individualmente alisada e secada. Dependendo do comprimento do cabelo e a espessura, o alisamento japonês pode durar de uma a oito horas. Após o alisamento, o cabelo não volta à sua forma natural. Vai perder o frisado (frizz) e cachos. Qualquer novo crescimento do cabelo irá manter a textura natural do seu cabelo.

Mas, em que difere do alisado Brasileiro? Este tipo de alisamento é também conhecido como tratamento de queratina brasileira. Este é um procedimento de alisamento com a queratina como principal ingrediente. A queratina é uma proteína muito resistente que é encontrada naturalmente no cabelo, unhas e a pele.

Ao contrário do alisamento japonês, que dá origem a um cabelo liso, fixo e permanente, o alisamento de cabelo Brasileiro, sobretudo evita o frizz dos cabelos, mas preservando as ondas ou cachos. Isto é, em vez de um é um método anti-frisado. Mas é verdade que dependendo da ondulação também alisa, os resultados não são tão rígidos como no caso do alisamento japonês. Além disso, os resultados não são permanentes no caso do método brasileiro, só duram de 4 a 8 semanas.

Outra diferença entre as duas é que, no alisamento brasileiro, a fórmula da proteína queratina é infundida (graças ao calor) com os cabelos recém-lavados e a cutícula do cabelo amolece, reparando os danos ao cabelo. Desta forma lhe dá sua força, flexibilidade e maleabilidade. Com o alisamento japonês, isso não acontece.

Para decidir entre os dois tratamentos, é sempre melhor consultar o seu estilista professional. O tratamento de alisamento mais adequado para você é o que melhor se adapta à espessura, textura e o estado natural do seu cabelo.

Resumo:

- O alisamento brasileiro repara os cabelos danificados, o japonês não.
- O alisamento brasileiro elimina o frizz e o frisado, mas não deixa o cabelo liso perfeito como no caso do alisamento japonês.
- O alisamento japonês é de caráter permanente, o brasileiro tem uma duração de 4 a 8 semanas.

Informações sobre o alisamento brasileiro
- Embora o produto não seja caro a sua aplicação sim, porque necessita de muito tempo e experiência. Você pode achar um preço em torno de 250€.

- O tratamento pode durar de 1,5 a 5 horas, dependendo do comprimento e da espessura do cabelo.
- O sucesso depende da eficácia da prancha e o número de vezes que se aplica nas mechas de cabelo.
- Não se deve lavar ou molhar o cabelo nos 3 ou 4 dias após o tratamento, para não perder o efeito.
- Há uma versão mais curta do tratamento em que se pode lavar o cabelo depois de 6 horas. Este tipo de tratamento pode não ser tão eficaz.
- Os cabelos devem ser lavados e condicionados com xampus e condicionadores especiais, que não contenham sulfato de sódio. O couro cabeludo e os cabelos às vezes não se sentem tão limpos quanto com os xampus que você usava antes do tratamento.
- Quanto mais vezes lavar o cabelo, mais rápido você perde os efeitos.
- Pode ser feito em qualquer tipo de cabelo.
- Se você tiver o cabelo danificado, este tratamento de queratina brasileiro vai fazer seu cabelo voltar a ser suave e brilhante, porque a queratina é uma proteína natural do cabelo que o ajuda a reparar.

3.3 Alisado permanente com queratina

Um cabelo suave e sedoso é um recurso altamente desejado por muitas mulheres, mas o tempo e a energia que é necessária para alcançar esse look pode ser esgotante. É por isso que alisar os cabelos permanentemente ou definitivo já ganhou tantos adeptos nos últimos anos. A sua popularidade continua a crescer, sendo um dos tratamentos para os cabelos mais populares nos últimos anos. O alisado permanente, embora seu nome indicar o contrário, não é permanente, pois este desaparece à medida que crescer o seu cabelo.

História do alisado permanente

As mulheres têm usado ferros de alisar o cabelo desde o final dos anos 1800, mas na medida em que a tecnologia avança, também os métodos para alcançar essa aparência tão elegante. Em meados dos anos 1900, os produtos químicos foram introduzidos como uma alternativa permanente, mas a composição era intensa para o couro cabeludo. Hoje, existem dezenas de produtos químicos para alisar os cabelos permanentemente. Essas substâncias são mais seguras e mais suaves do que aquelas do passado.

Etapas para o alisado definitivo
A permanente para cabelos lisos quebra os vínculos da proteína queratina no cabelo com produtos químicos. Em seguida, restaurar os vínculos após o cabelo foi alisado. Há duas etapas no processo. A primeira aplicação é colocada no cabelo seco, suave e uniformemente com o penteado, uma vez que o cabelo é muito frágil neste momento. Uma vez determinado que os vínculos da queratina estejam separados, a primeira solução se dissolve e se aplica a segunda para restaurar os vínculos.

Tipos de alisado permanente
Os dois tipos de alisado mais comum para conseguir um cabelo liso são o recondicionamento térmico (também conhecido como alisado japonês) y o tratamento de queratina alisado brasileiro. O alisamento japonês consiste de um ciclo de lavagem, aquecimento e pranchado, que é repetido várias vezes. O tratamento de queratina brasileira é a mais recente e mais suave. Requer uma solução de queratina ativa que deve ser aplicada, e, em seguida, pranchar o cabelo.

Quanto tempo demora a fazer o alisado permanente?
O processo real é muito curto (cerca de 1 hora) no entanto, requer o máximo de cuidado para a pele e o couro cabeludo. A solução é deixada aproximadamente 5-8 minutos, dependendo do tipo de cabelo e os produtos químicos utilizados.

Após o procedimento, o cabelo estará frágil. Os estilistas recomendam um shampoo rico em proteínas para melhorar a força e o brilho do cabelo. Também será necessário usar condicionador para manter a umidade. Em média, as aplicações de retoque são feitas duas ou três vezes por ano, dependendo da velocidade com que o cabelo cresce.

Advertências sobre o alisado permanente
O alisamento definitivo dos cabelos requer o uso de produtos químicos nocivos, de modo que o procedimento deve ser sempre efetuado por um

estilista profissional. Embora seja possível comprar produtos caseiros, podem surgir muitos problemas (como, por exemplo, irritação do couro cabeludo e danos ao cabelo) se o processo não for realizado corretamente. Também é aconselhável fazer uma consulta em um salão antes de executar o alisamento permanente, porque o tratamento depende do tipo de cabelo, que varia dependendo da pessoa.

3.4 Alisado Bio-Ionic

Bio-ionic é um tipo de alisado japonês que marcou um ponto de referência no mundo do alisamento de cabelo. Este é um tratamento para os cabelos, que transforma o cabelo crespo com problemas de ressecamento em cabelos suaves e sedosos, totalmente liso. O alisado Bio-ionic é extremamente duradouro, geralmente só precisa retoques quando cresce novo cabelo.

Este tipo de tratamento é perfeito para todas aquelas mulheres que não têm tempo para usar o secador para alisar os cabelos.

Que produtos BioIonic existem no mercado e qual o seu preço

Já existem vários produtos no mercado que oferecem a tecnologia BioIonic, de condicionadores de cabelo como Super-Hydrator™ ou Micro Hydration Therapy™, até secadores como o iTools que incorpora a tecnologia Nano-Ionic™ e pranchas de cabelo, escovas, etc. O preço varia dependendo do produto a ser adquirido, evidentemente não vai custar o mesmo um condicionador que um secador ou uma escova. Antes de comprar qualquer produto, como sempre, recomendamos que visite um especialista.

Quanto tempo dura o alisado BioIonic

Este tipo de alisamento é totalmente definitivo, o cabelo tratado com BioIonic não se ondula nunca mais. Você só precisa realizar o tratamento para os novos cabelos. O novo cabelo, normalmente, deve se retocar aos 5 meses, mas depende do tipo de cacho que você tem.

Pode ser usado o alisado BioIonic em cabelos tingidos?

A resposta é sim, desde que o cabelo está em bom estado. Não importa se você tem cabelos tingidos, você fez um banho de cor, reflexos, mechas ou outros tipos de tratamentos de cor. Se você tiver um cabelo saudável, você pode realizar o alisado Biolonic.

Como consegue um alisado perfeito o BioIonic

A qualidade dos produtos utilizados é o que torna o alisamento perfeito. O tratamento Biolonic se fixa fechando a cutícula do cabelo da raiz às pontas. Isso faz com que o brilho e a textura do seu cabelo sejam excelentes.

O alisado BioIonic, mantém o volume?

Em princípio todo o volume ou frisado é perdido. Uma vez que o cabelo cresce a partir dos 3mm, o volume reaparece, levantando a raiz do cabelo e dando corpo à melena.

Vantagens do alisamento BioIonic

Este tipo de alisamento tem várias vantagens em relação a outros tipos de métodos de alisado. Em comparação com o resto dos produtos no mercado, o alisado Biolonic oferece:

- É aplicável aos cabelos tingidos ou coloridos.
- É reversível, se pode moldar após várias semanas.
- Adiciona brilho e saúde para os cabelos.
- Mantém os cabelos cuidados.
- Vem diretamente de Los Angeles (Estados Unidos).
- Já passou por rigorosos controles de qualidade.

O tratamento de alisamento Biolonic leva aproximadamente 4 horas. Durante as 72 horas após o tratamento não se deve lavar o cabelo ou molhar a cabeça. É aconselhável evitar atividades que envolvam sudação. Se for inevitável molhar seus cabelos, você deve secá-los rapidamente e usar uma prancha para restaurar o alisado.